o bebê da cabeça aos pés

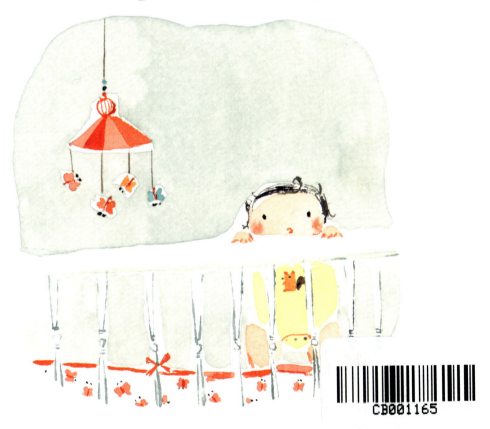

victoria adler • ilustrações de hiroe nakata

GLOBINHO

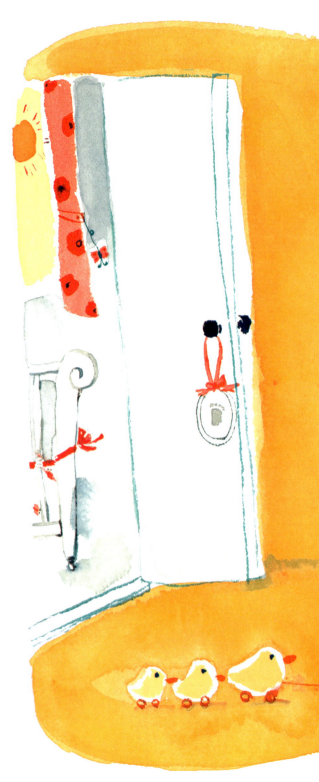

Copyright do texto © 2009 Victoria Adler
Copyright das ilustrações © 2009 Hiroe Nakata
Copyright © 2012 Editora Globo S.A.

Publicado segundo acordo com a Dial Books for Young Readers, uma divisão da Penguin Young Readers Group, membro da Penguin Group (EUA) Inc.

Todos os direitos reservados. Nenhuma parte desta obra pode ser apropriada e estocada em sistema de banco de dados ou processo similar, em qualquer forma ou meio, seja eletrônico, de fotocópia, gravação etc., sem a permissão dos detentores dos copyrights.

Editora responsável Camila Saraiva
Assistente editorial Lucas de Sena Lima
Editora de arte Adriana Bertolla Silveira
Diagramadora Gisele Baptista de Oliveira
Tradução Rosemarie Ziegelmaier
Revisão Huendel Viana e Andressa Bezerra

Texto fixado conforme as regras do Acordo Ortográfico da Língua Portuguesa (Decreto Legislativo nº 54, de 1995).

Dados Internacionais de Catalogação na Publicação (CIP)
(Câmara Brasileira do Livro, SP, Brasil)

Adler, Victoria
  O bebê da cabeça aos pés / Victoria Adler; ilustrações de Hiroe Nakata; [tradução Rosemarie Ziegelmaier]. — São Paulo: Globo, 2012.

  Título original: All of baby – nose to toes

  ISBN 978-85-250-5169-1

  1. Literatura infantojuvenil I. Nakata, Hiroe. II. Título.

12-05290   CDD-028.5

Índices para catálogo sistemático:
  1. Literatura infantil 028.5
  2. Literatura infantojuvenil 028.5

1ª edição, 2012 – 3ª reimpressão, 2024

Editora Globo S.A.
R. Marquês de Pombal, 25
Rio de Janeiro, RJ – 20.230-240 – Brasil
www.globolivros.com.br

Este livro foi composto em Grumble e impresso em papel couché 170 g/m² na AR Fernandez, São Paulo, Brasil, julho de 2024.

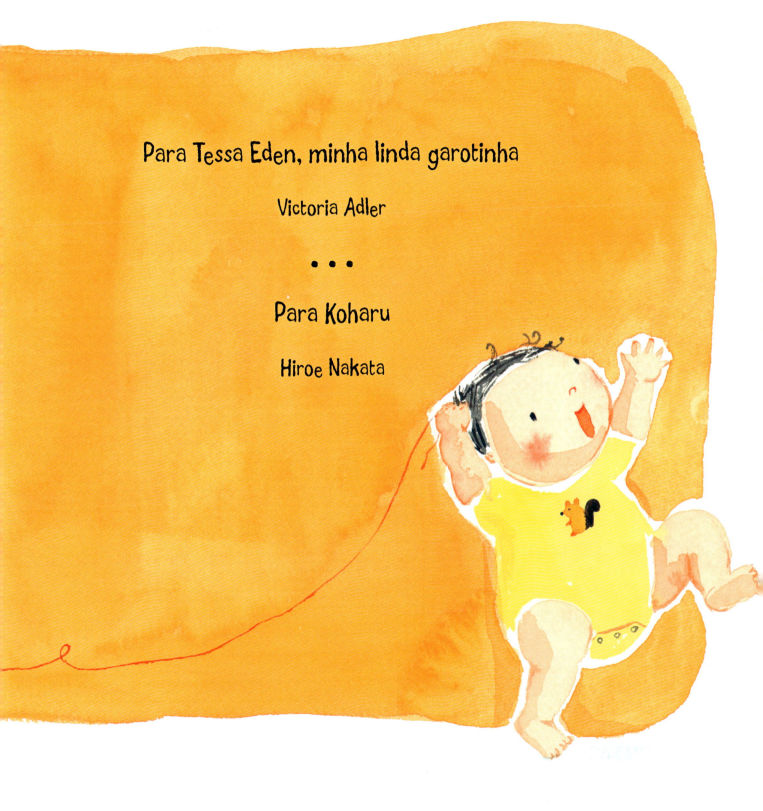

Para Tessa Eden, minha linda garotinha

Victoria Adler

• • •

Para Koharu

Hiroe Nakata

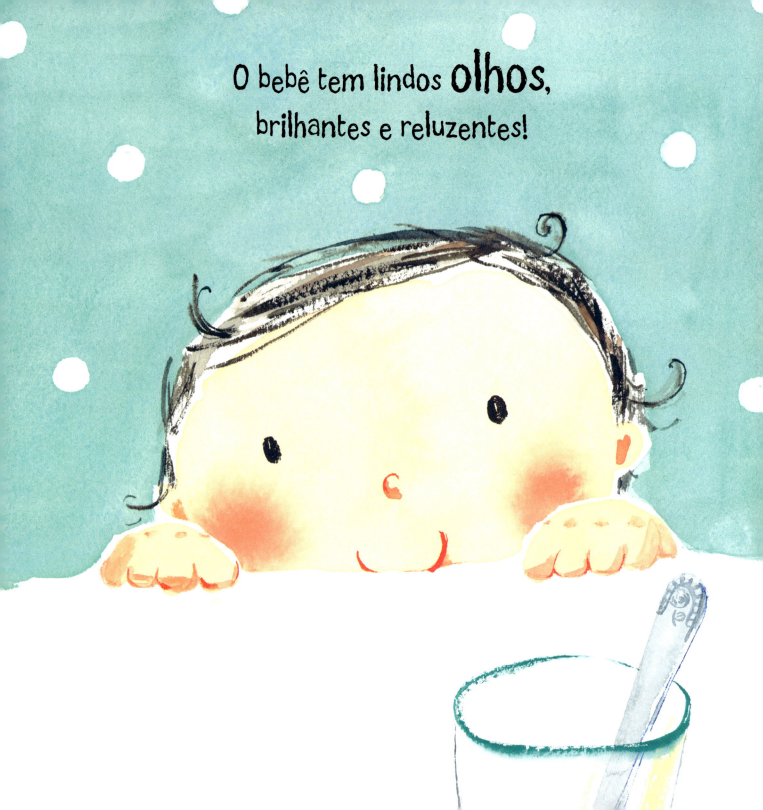

O bebê tem lindos **olhos**, brilhantes e reluzentes!

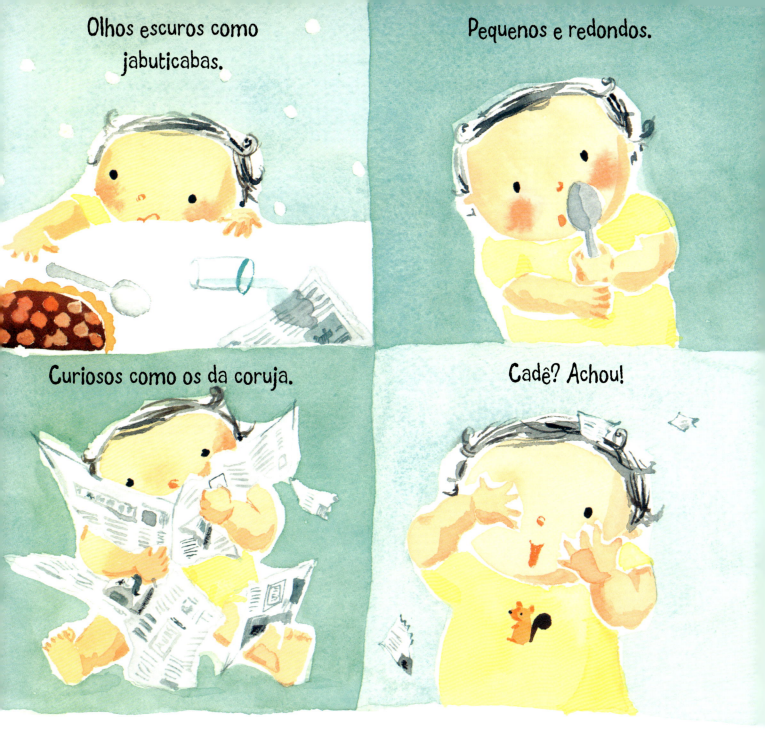

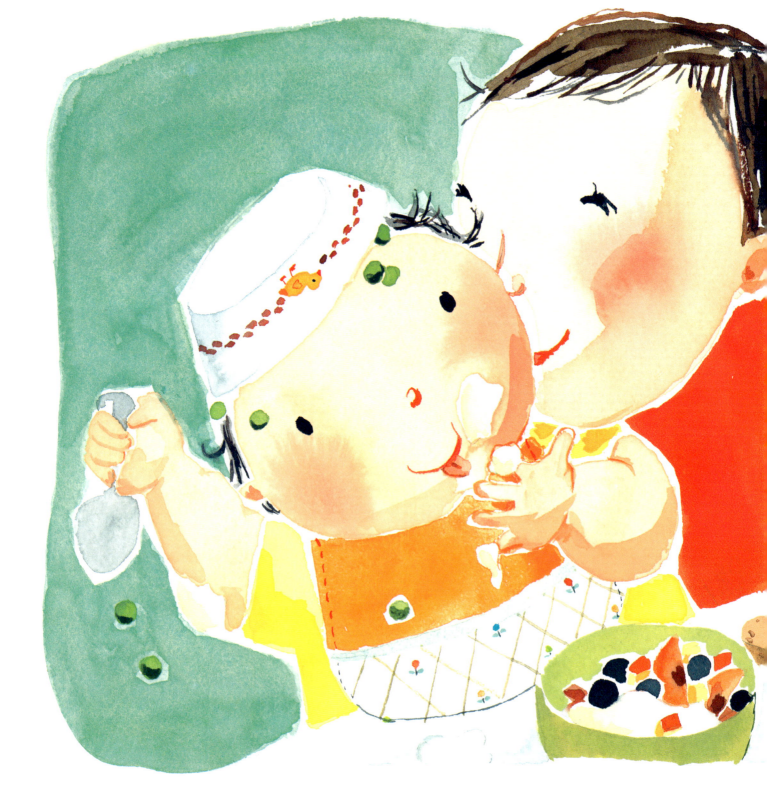

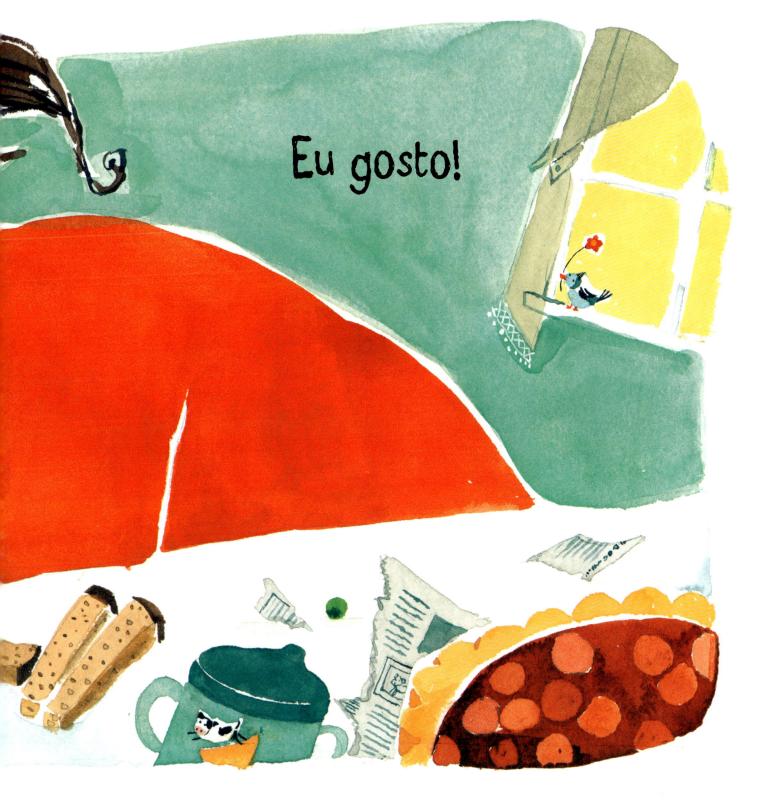

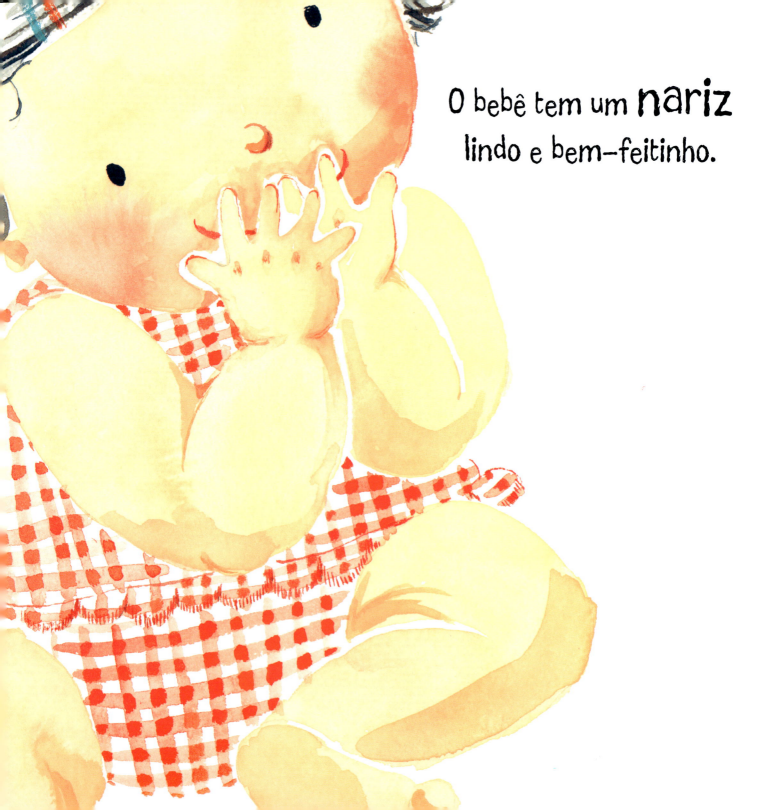
O bebê tem um nariz lindo e bem-feitinho.

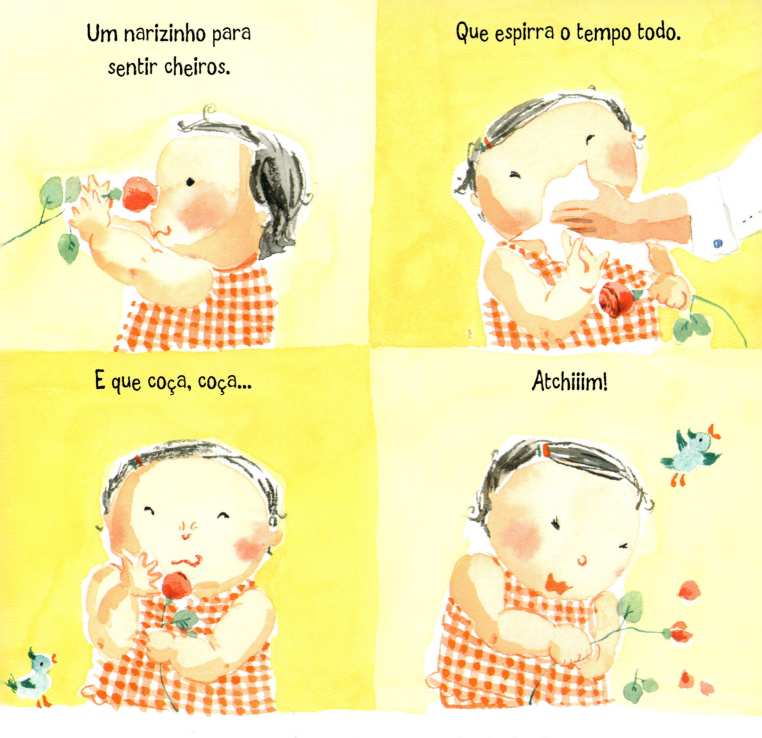

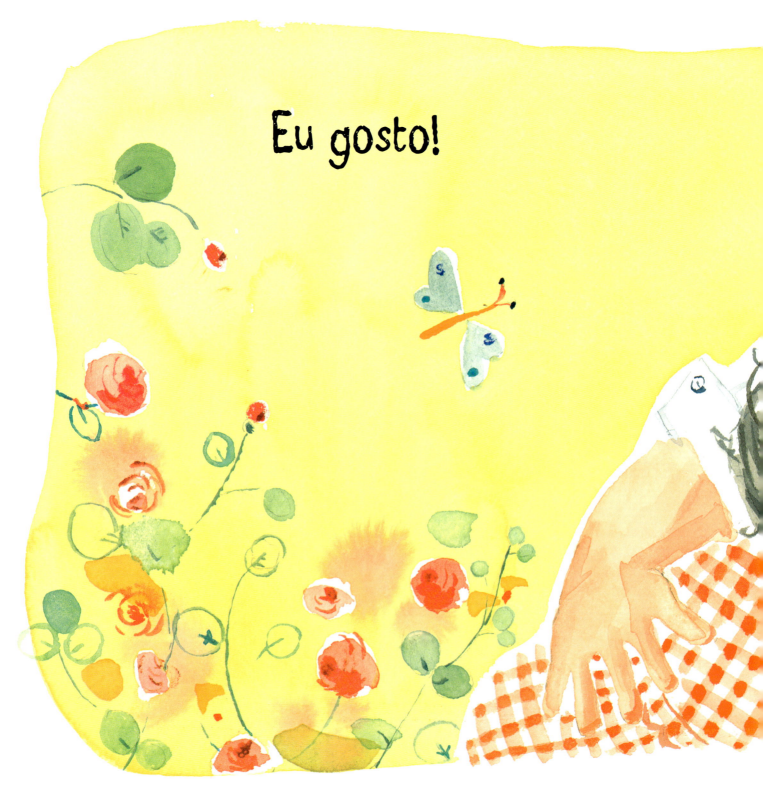

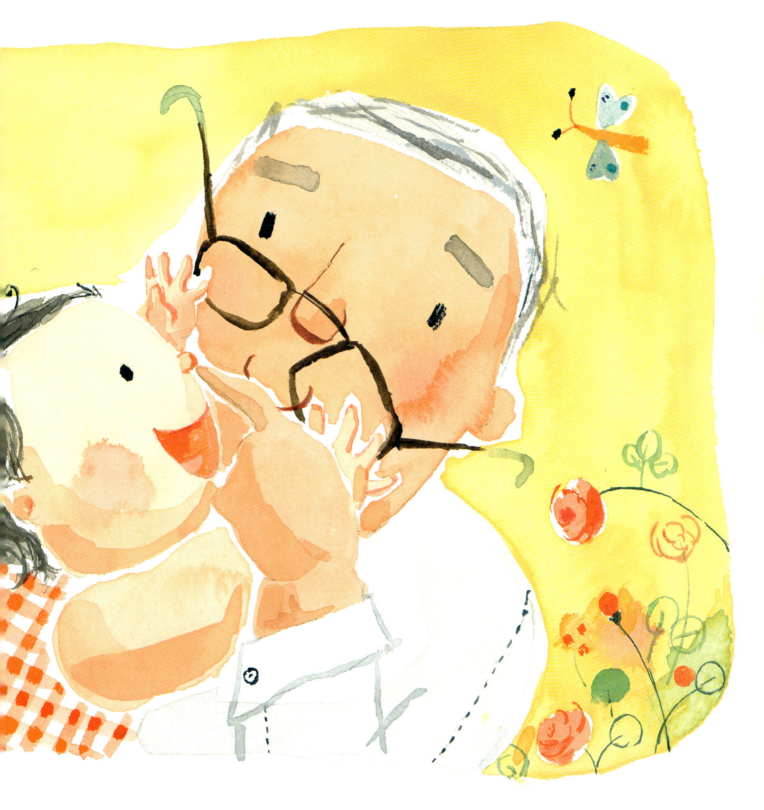

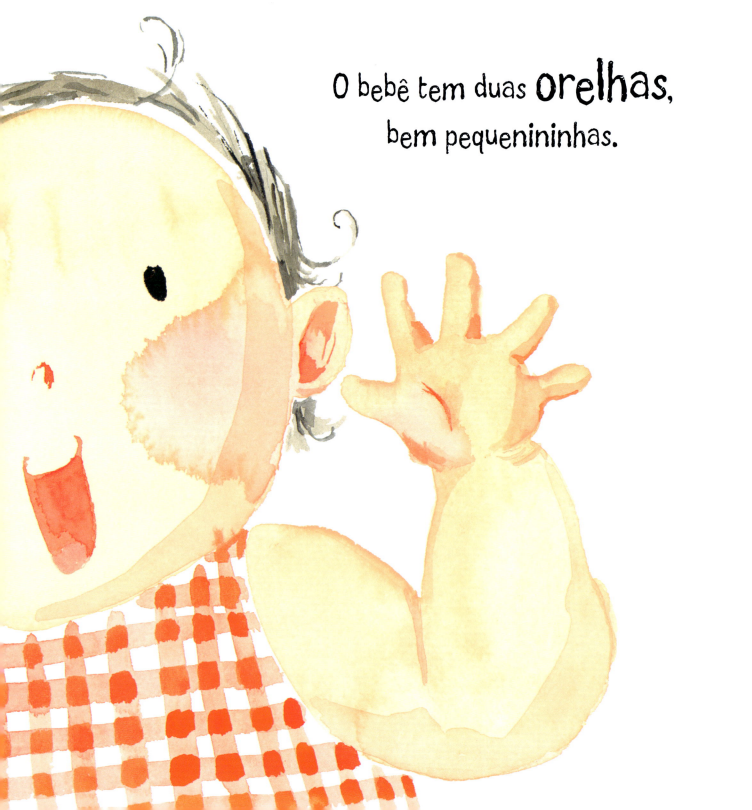

O bebê tem duas **orelhas**, bem pequenininhas.

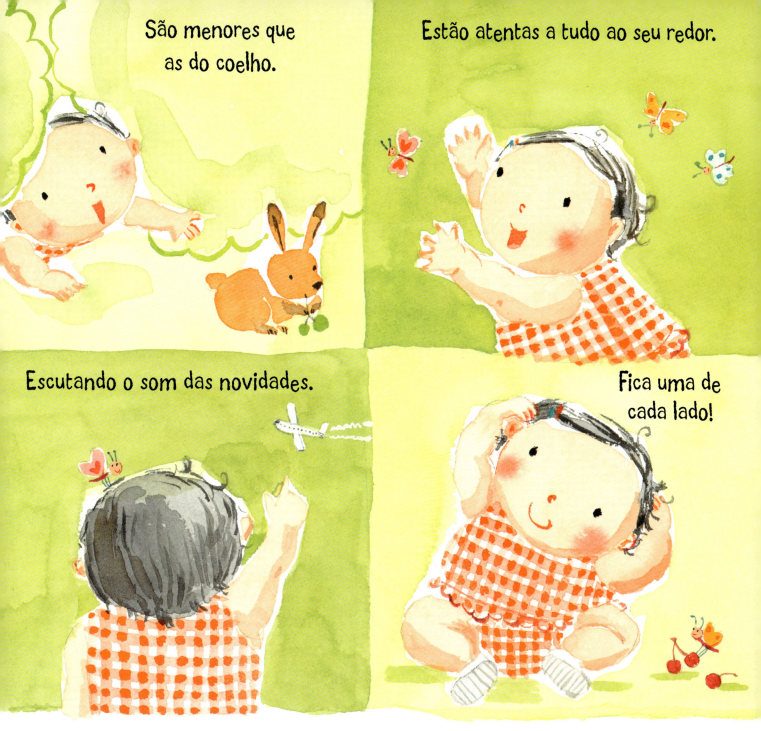

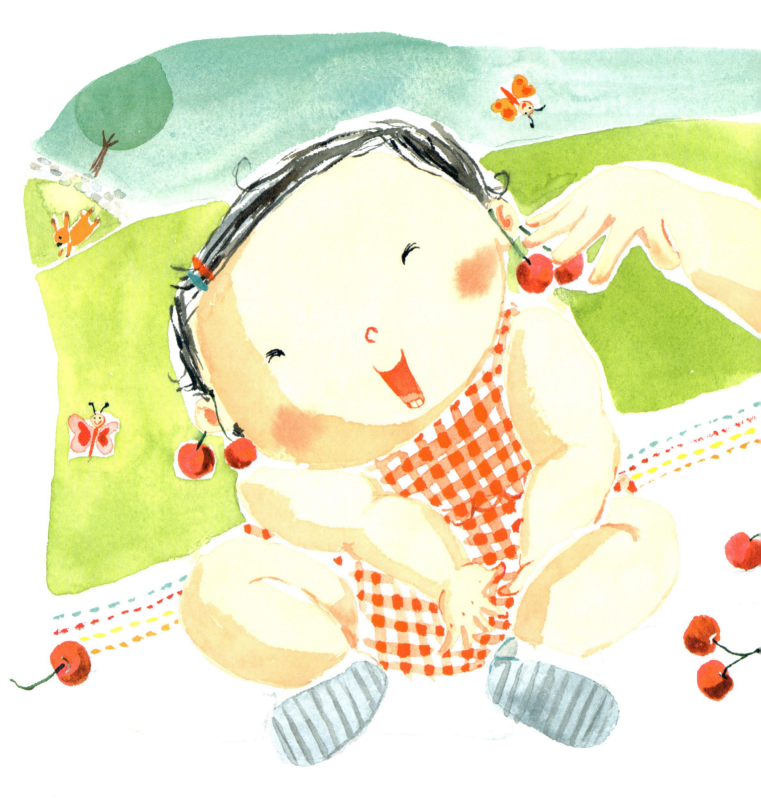

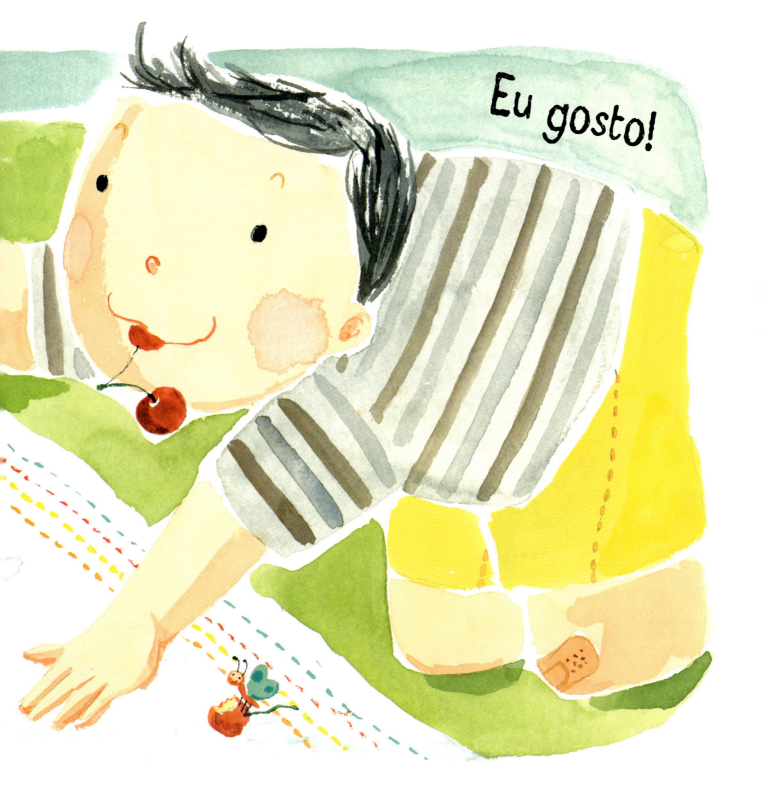

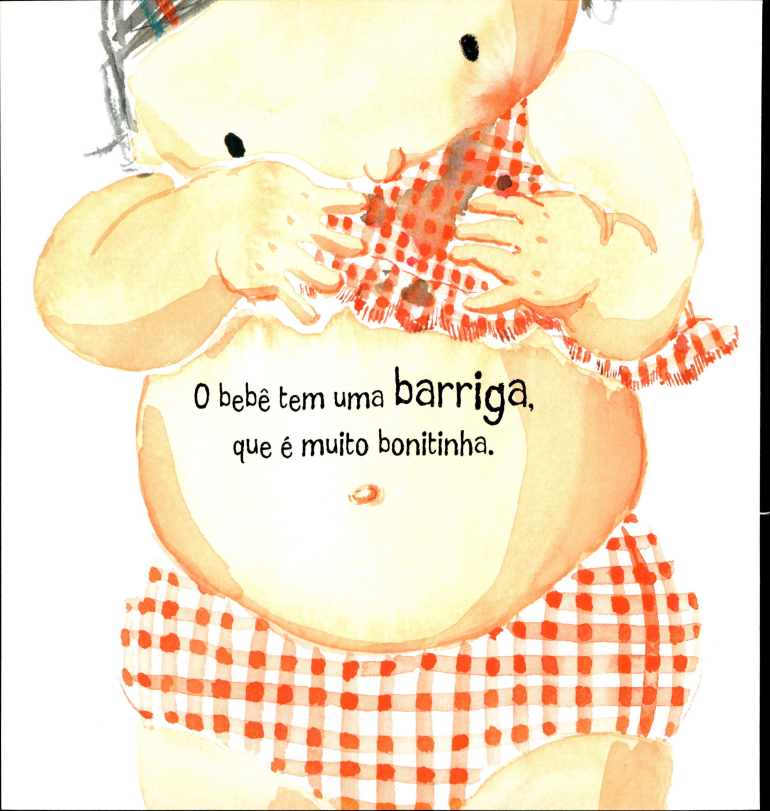

O bebê tem uma **barriga**, que é muito bonitinha.

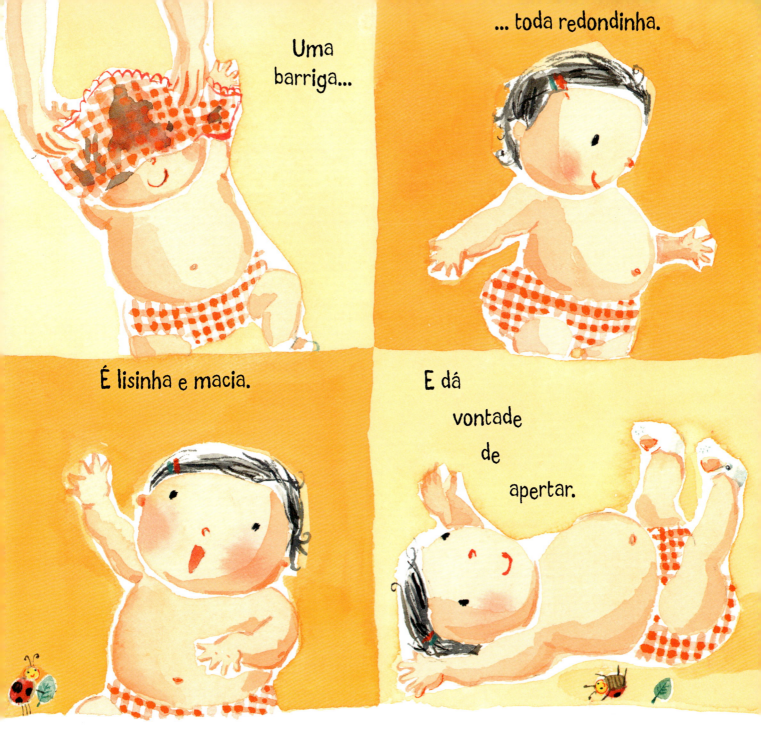

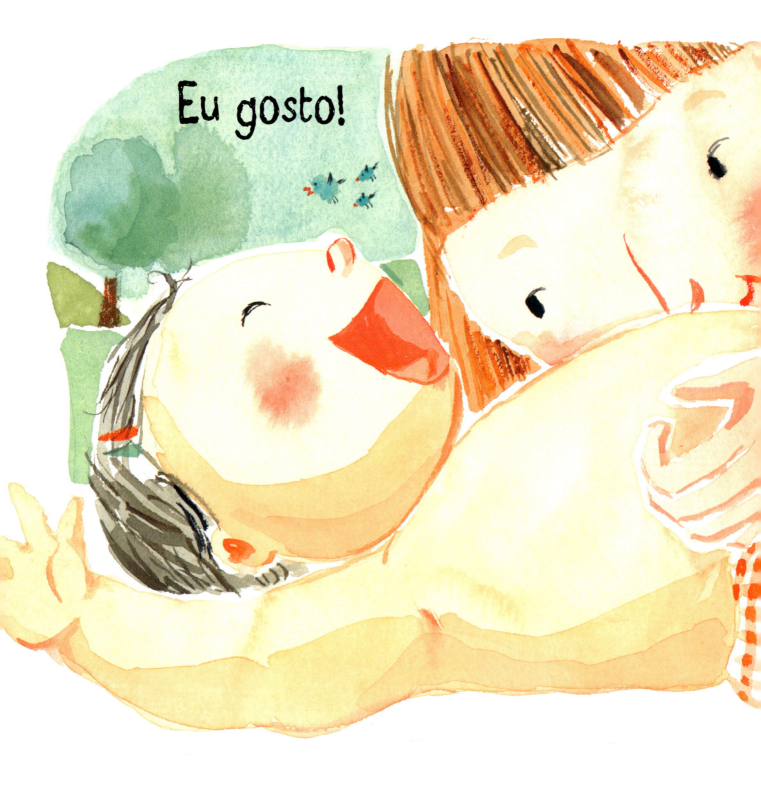

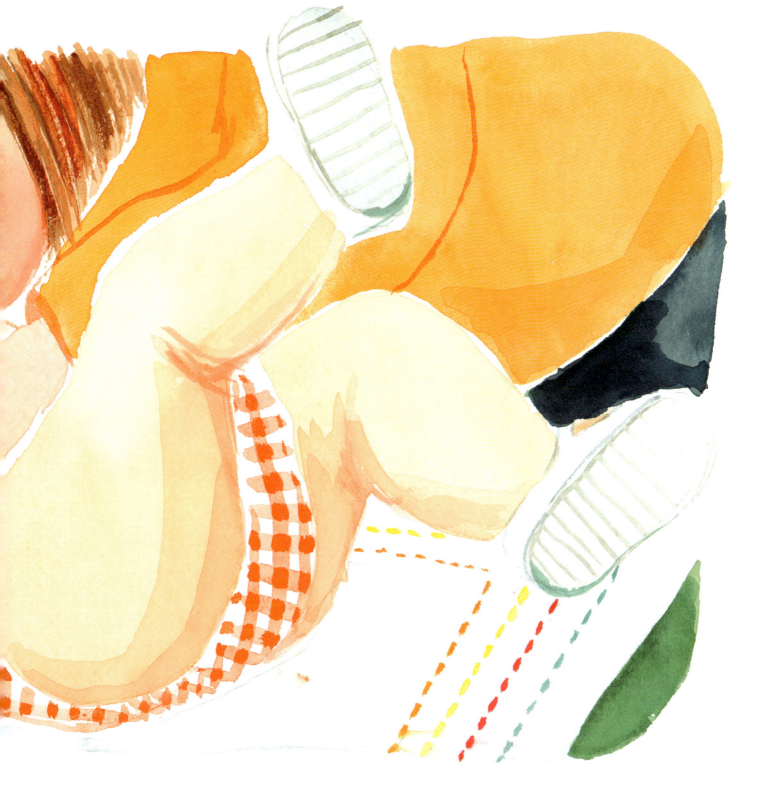

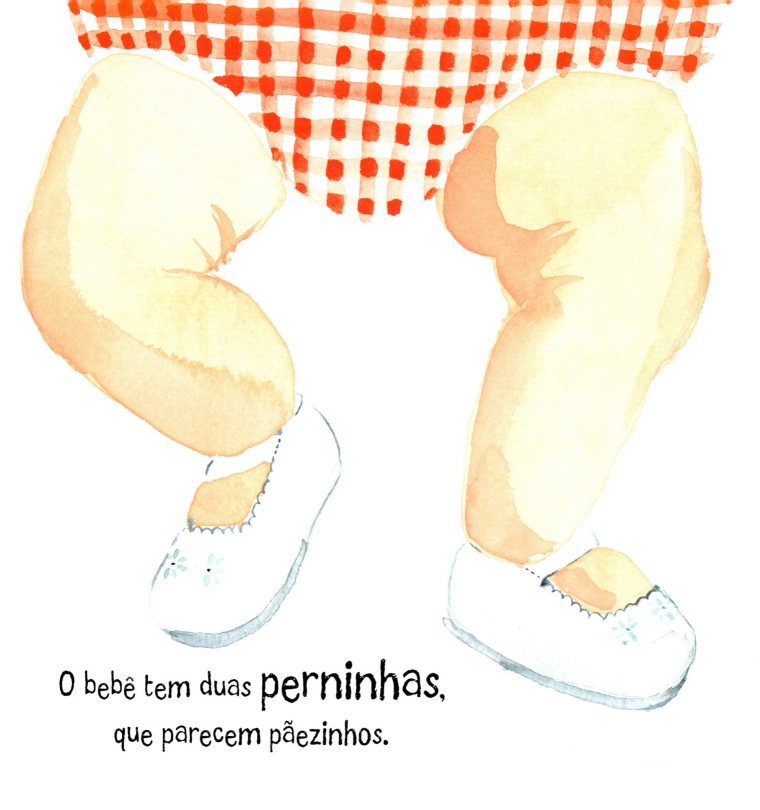

O bebê tem duas **perninhas**, que parecem pãezinhos.

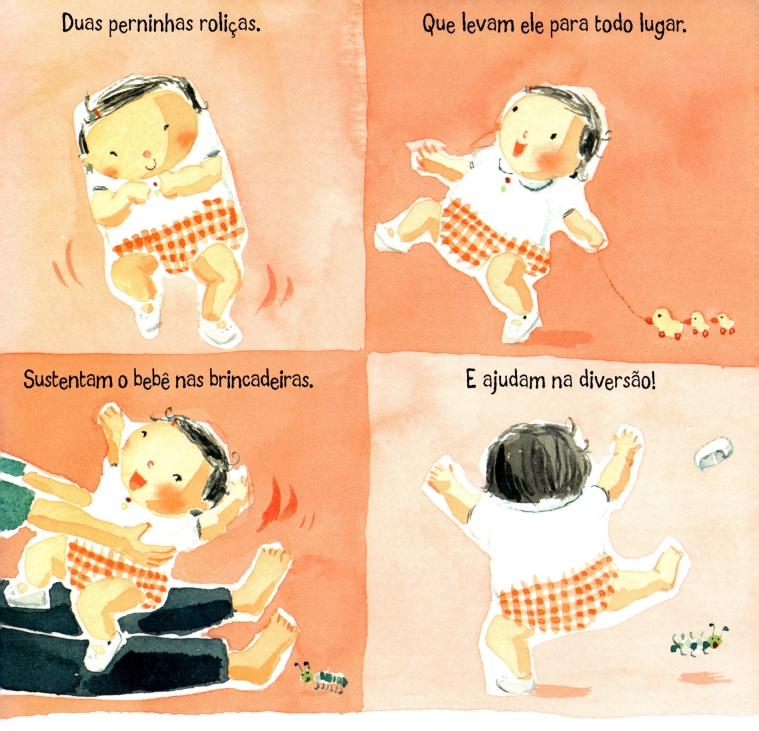

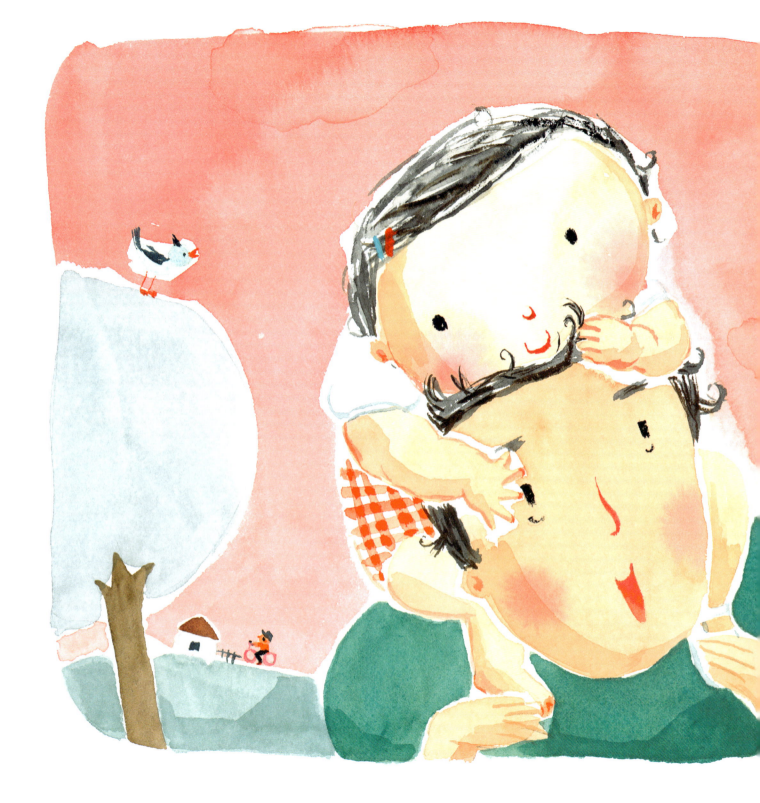

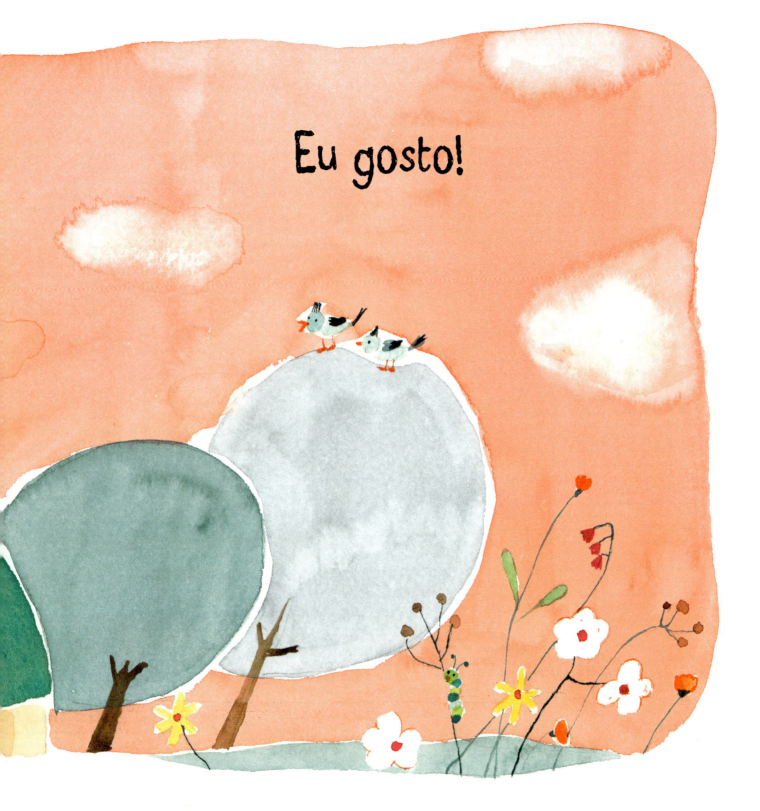

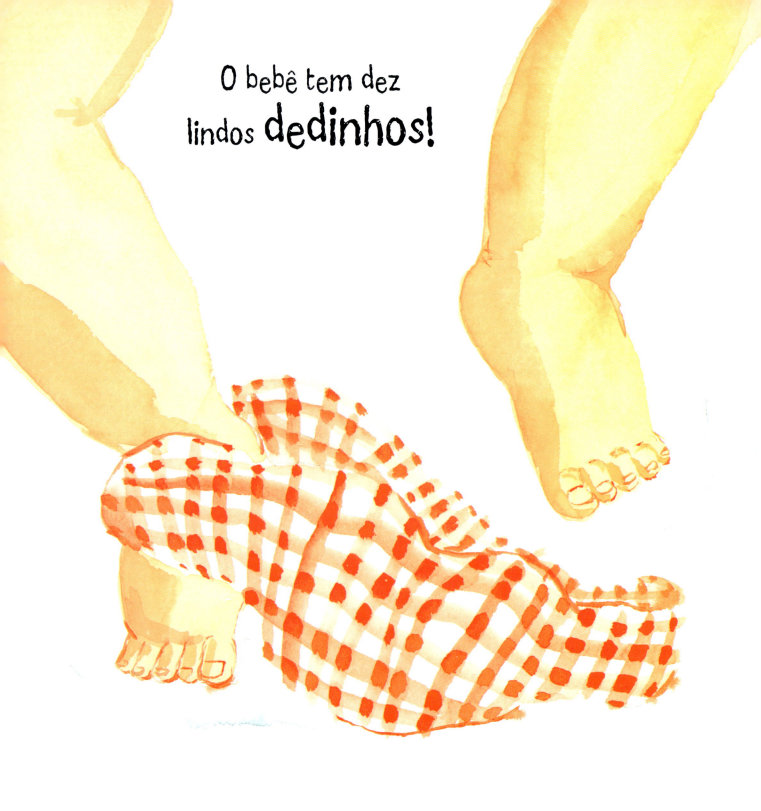

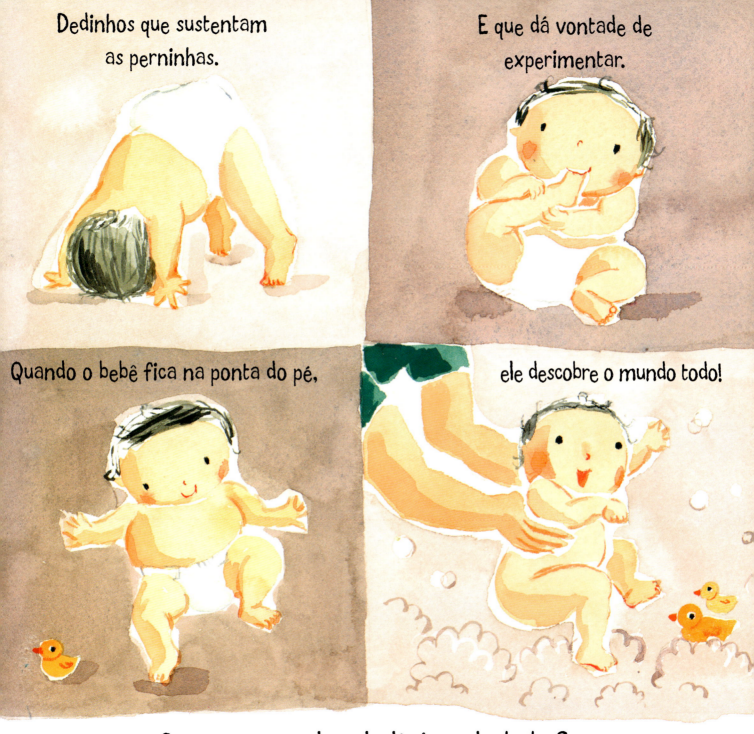

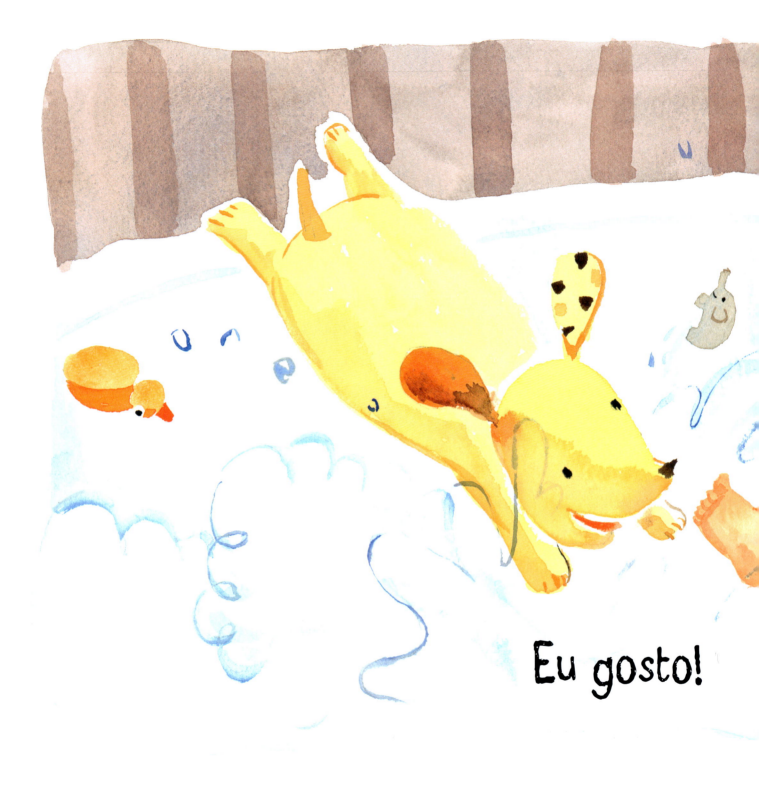

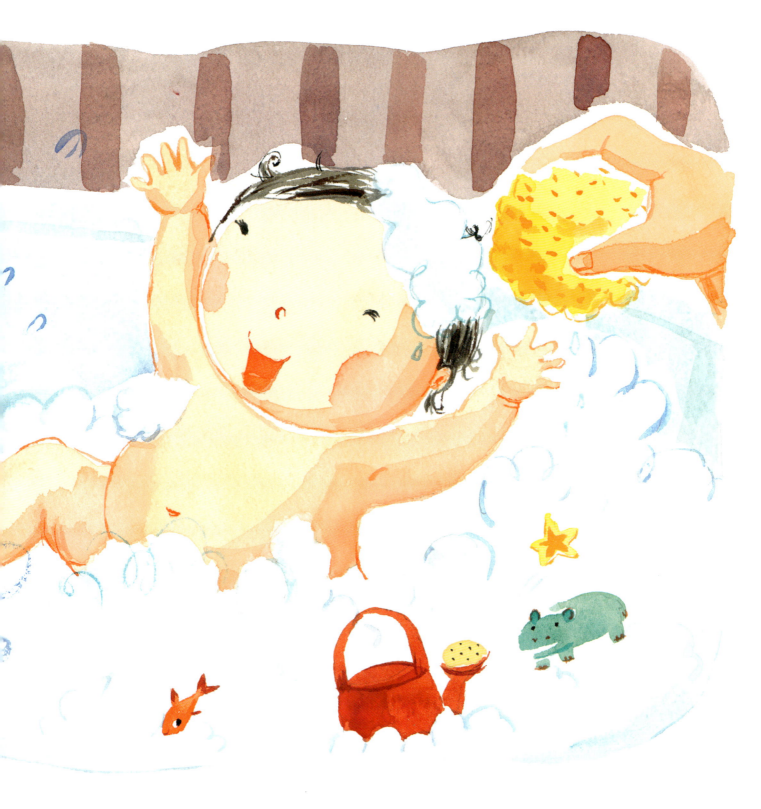

Quem é o dono desses olhos, nariz, orelhas, barriga, perninhas e dedinhos?

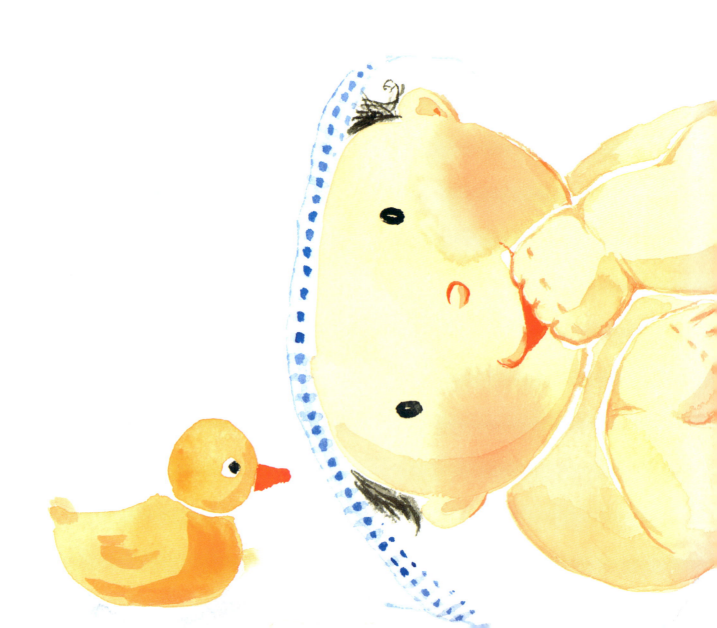

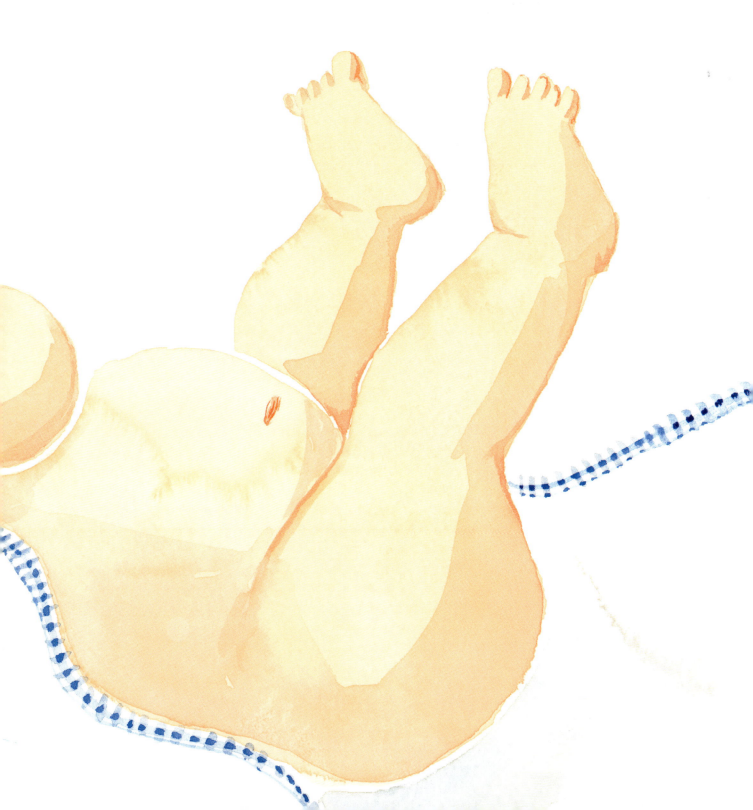

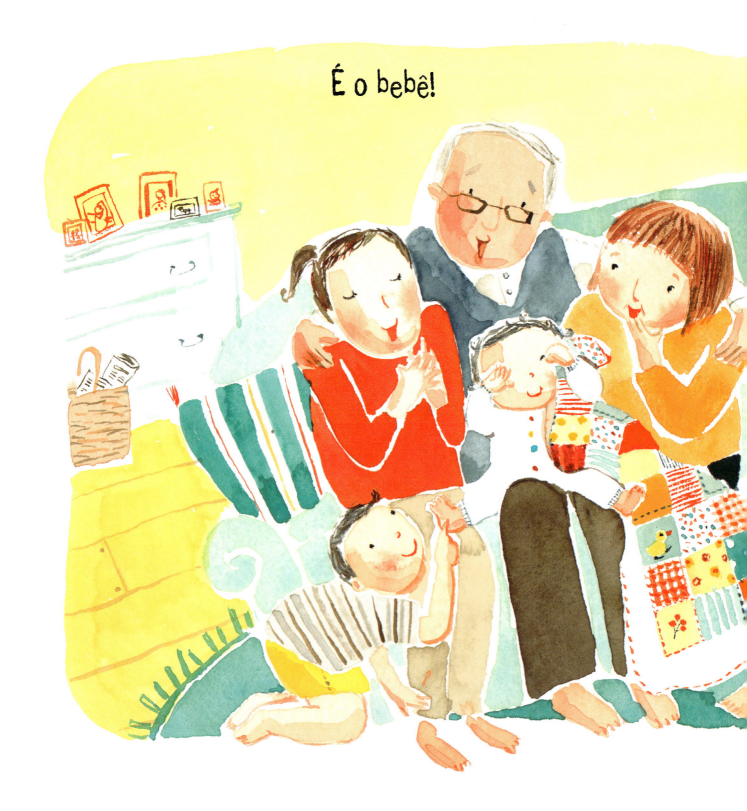
É o bebê!

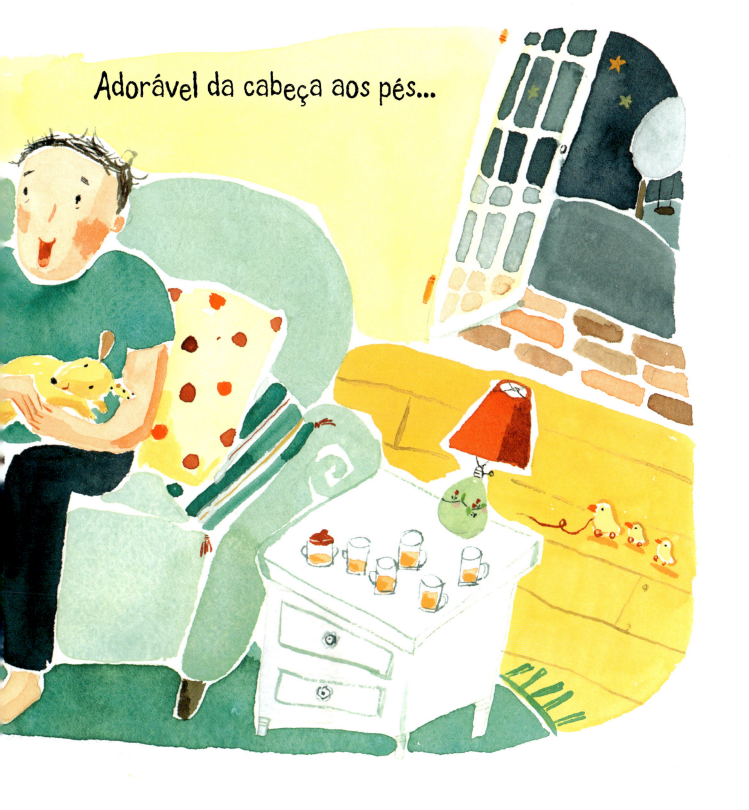
Adorável da cabeça aos pés...

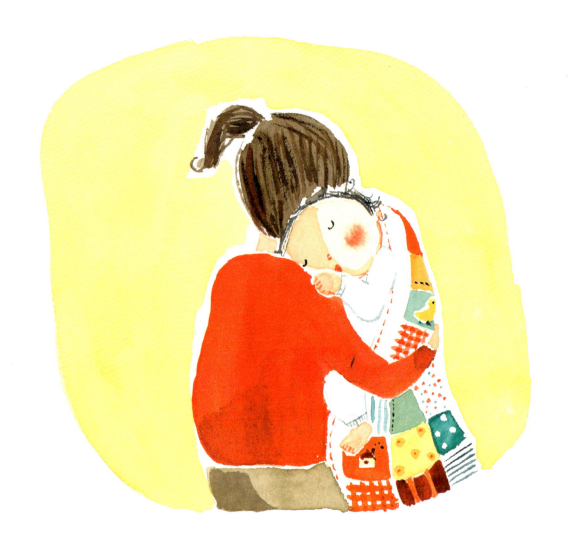

... e muito querido por todos.